Diabetes?

Vergessen Sie Insulin

Mit gesunder Ernährung
und anderen Maßnahmen
den Blutzucker wirkungsvoll
senken

Dr. Klaus Bertram

IMPRESSUM

Diabetes?

Vergessen Sie Insulin

Mit gesunder Ernährung und anderen Maßnahmen den Blutzucker auf natürliche Weise senken

von Dr. Klaus Bertram

ISBN-13: 978-1481267281

ISBN-10: 1481267280

Verlag: JoelNoah S.A.

Kontakt: info@joelnoah.com

Autor: Dr. Klaus Bertram

Zur freundlichen Beachtung

Achtung:

Sollten Sie Medikamente wegen hohem Cholesterin, Bluthochdruck oder Diabetes einnehmen, dann befragen Sie bitte Ihren Arzt nach den in diesem Buch vorgestellten Nahrungsmitteln und Behandlungsmethoden. Ihr Cholesterinspiegel, Bluthochdruck und Diabetes sollten sich auf natürliche Weise verbessern! Es ist möglich, dass Sie Ihre Medikamente nicht mehr benötigen werden.

Falls Sie nach Themen zur Gesundheit und Medizin Ausschau halten sollten, so finden Sie bei Amazon diverse Bücher unter meinem Namen: „Dr. Klaus Bertram".

Inhalt

Einleitung

Diabetes ist eine Erkrankung unserer Zivilisation. Weltweit sind ca. 350 Millionen Menschen betroffen.

Zu verzeichnen sind stark steigende Tendenzen in Entwicklungs- und Schwellenländern (niedrige-mittlere Einkommen, low-cost-calorie) an Diabetes zu erkranken. Erschreckend ist, ca. 50% aller Erkrankten sind nicht diagnostiziert, häufig ist die Diagnose ein Zufallsbefund.

Somit stellt Diabetes eine Erkrankung dar, die nicht nur die Lebensqualität der Betroffenen reduziert, sondern sie ist auch volkswirtschaftlich bedeutsam.

In diesem Buch fließen die neusten Erkenntnisse zur Ernährung sowie weitere wirkungsvolle Maßnahmen zur Behandlung von Diabetes Typ 2 mit ein.

Für Menschen, die an einer Vorstufe zu Diabetes Typ 2 leiden, stehen die Chancen sehr gut mit Eigeninitiative und nur geringen Einschränkungen ein Leben lang ohne Insulinsubstitution auszukommen.

Selbst Typ 2 Diabetiker können es schaffen aus der Insulinsubstitution herauszufinden wenn Sie alle im Buch vorgeschlagenen Methoden konsequent anwenden.

Typ 1 Diabetiker sind im Gegensatz zu Typ 2 Diabetikern aufgrund des vollständigen Fehlens von Insulin etwas eingeschränkt in ihren Möglichkeiten über die Ernährung oder den im Buch vorgeschlagenen wirkungsvollen Maßnahmen ihre Situation entscheidend zu verbessern.

Für sie hat die intensivierte Diabetikertherapie eine Verbesserung ihrer Lebensqualität gebracht.

Einteilung der Diabetes Typen

Diabetes mellitus (griech. = honigsüßer Durchfluss) wird grundsätzlich unterschieden in Typ 1, 2, 3 und 4.

Diabetes mellitus Typ 1

Der Typ 1 wurde früher als juveniler Diabetes (= Jugenddiabetes) bezeichnet. Man unterscheidet zwischen Typ 1a und 1b. Der Typ 1a ist die immunvermittelte Form, z.B. LADA (Sonderform Typ 1 Diabetes mellitus – LADA), während der Typ 1b die idiopathische Form darstellt, d.h. es ist keine Ursache erkennbar.

Die Erkrankung tritt in 70-80% der Fälle vor dem 35. Lebensjahr auf. Grundsätzlich kann die Erkrankung in jedem Alter auftreten.

Es handelt sich hierbei um eine Autoimmunerkrankung bei der die sogenannten B-Zellen der Bauchspeicheldrüse zunehmend zerstört werden. Es sind Antikörper gegen B-Zellen nachweisbar. Die B-Zellen der Bauchspeicheldrüse produzieren das Insulin. Das Insulin ist ein spezielles Eiweiß mit Hormonwirkung. Seine Aufgabe besteht darin, nach der Nahrungsaufnahme den gestiegenen Blutzuckerspiegel herabzusenken. Dies geschieht, indem das Insulin eine Schlüsselfunktion einnimmt: der im Blut befindliche Zucker wird mittels Insulin in Körperzellen eingeschleust, vornehmlich in Muskel- und Leberzellen. Dort wird der Zucker zunächst gespeichert und bei Bedarf wieder aktiviert, so dass er dann als Energieträger zur

Verfügung steht. So ist es verständlich, wenn die B-Zellen zerstört sind, kann kein Insulin mehr produziert werden und der Zuckergehalt im Blut steigt an.

Für diese Erkrankung wurde eine genetische Prädisposition (Unter der genetischen Prädisposition versteht man die genetisch, d.h. erblich bedingte Anlage bzw. Empfänglichkeit=(Prädisposition) für bestimmte Erkrankungen) ausgemacht. Allerdings erkranken weniger als 10% weiterer Familienmitglieder an Diabetes Typ1. Neben der genetischen Veranlagung müssen noch weitere Faktoren hinzu kommen, so z.B. eine Röteln-Infektion. Diese kann auch schon Jahre zurück liegen.

Die Patienten sind meist normgewichtig. Die Krankheit beginnt akut und kann durch eine aktuelle Stoffwechselbelastung wie z.B. durch eine Infektion oder Operation ausgelöst werden. Die Patienten verlieren dramatisch an Gewicht, obwohl sie sich normal ernähren, sie fühlen sich matt, klagen über Müdigkeit, haben starken Durst und urinieren ebenso stark. Es kann auch zu einem diabetischen Koma kommen. Im weiteren Krankheitsverlauf kommt es zu einer vollständigen Zerstörung der B-Zellen und die Insulinproduktion stellt sich ganz ein. Diese Patienten sind auf eine Insulintherapie für den Rest ihres Lebens angewiesen.

Sonderform Typ 1 Diabetes mellitus – LADA

Ein Typ 1 Diabetes, welcher nach dem 30. Lebensjahr auftritt, wird als „latent autoimmune diabetes mellitus in adults" = LADA bezeichnet.

Der Verlauf der Erkrankung ist langsamer. Es treten die typischen Symptome einer Überzuckerung auf. Anfangs reicht die Insulinproduktion noch aus, dann kann der Insulinmangel mit Tabletten kompensiert werden (typischerweise Sulfonylharnstoffe). Im weiteren Verlauf werden die Patienten insulinpflichtig.

Auch bei LADA sind Antikörper gegen B-Zellen nachweisbar. Die Wahrscheinlichkeit an weiteren Autoimmunkrankheiten (z.B. der Schilddrüse) zu erkranken ist hoch.

Diabetes mellitus Typ 2

Beim Typ 2 kommt es zu unterschiedlichen Kombinationen von Insulinresistenz, „Hyperinsulinismus", relativem Insulinmangel und Sekretionsstörungen. Es wird nochmals unterschieden in Typ 2a ohne Übergewicht (Adipositas) und in Typ 2b mit Übergewicht.

Ca. 90% aller Diabetiker leiden an Typ 2. Es handelt sich um eine genetische Erkrankung, bei der mehrere Genorte betroffen sind. Zusätzlich müssen weitere Faktoren auftreten, wie z.B. Übergewicht. So gilt Übergewicht als ein erhöhtes Risiko an Diabetes zu erkranken. Häufig sind in Familien mit Diabetes Typ 2 mehrere Mitglieder erkrankt. Wenn beide Elternteile an Diabetes erkrankt sind, tragen deren Kinder zu 70-80% das Risiko ebenfalls an Diabetes zu erkranken.

Bei der Krankheitsentstehung spielen 2 Faktoren eine Rolle:

1. Es liegt eine Insulinresistenz vor. Dies bedeutet, es liegt eine fast nicht vorhandene Empfindlichkeit des Muskel-, Leber- und Fettgewebes gegenüber dem Hormon Insulin vor. Da der Körper nicht ausreichend auf das Insulin reagiert wird in der Bauchspeicheldrüse immer mehr davon produziert, bis die Bauchspeicheldrüse ihren Dienst versagt.

2. Die Insulinsekretion ist gestört (relativer Insulinmangel). In Relation zum Zuckergehalt im Blut wird zu wenig Insulin freigesetzt. Absolut gesehen ist die Insulinproduktion aber sehr hoch.

Beide Faktoren beeinflussen sich gegenseitig (Circulus vitiosus): Liegt eine Insulinresistenz vor, so wird vermehrt Insulin ausgeschüttet. Die große Menge an Insulin verstärkt ihrerseits wieder die Insulinresistenz. Typ 2 Diabetiker leiden an beiden Störungen, so dass unklar ist, welche Störung für die Erkrankung maßgeblich ist.

Diabetes Typ 3

Der Typ 3 Diabetes wird nochmals in 8 Untergruppen eingeteilt. So ist der Typ 3a bedingt durch genetische Defekte der B-Zellen in der Bauchspeicheldrüse. Typ 3b zeigt genetische Defekte bei der Insulin-Freisetzung. Typ 3c weist eine erkrankte oder zerstörte Bauchspeicheldrüse auf. Der Typ 3d ist bedingt durch hormonelle Störungen und Typ 3e ist durch Medikamente verursacht (z.B. durch Immunsuppressiva oder Glucocorticoide). Typ 3f entsteht durch Infektionskrankheiten, Typ 3g durch Störungen im Immunsystem (seltene Formen) und schließlich Typ 3h durch andere genetische Erkrankungen, wie z.B. Down-Syndrom, Chorea Huntington (Veitstanz) u.a., die häufig einen Diabetes aufweisen.

Diabetes Typ 4

Diabetes Typ 4 ist der Schwangerschaftsdiabetes (Gestationsdiabetes). Diese Form der Diabetes tritt erstmals neu in der Schwangerschaft als Typ 1 oder Typ 2 Diabetes auf, häufiger aber als Glukose-Toleranzstörung. Typischerweise kommt es nach der Geburt wieder zu einem normalisierten Zuckerhaushalt. Es sind Risikofaktoren bekannt, die einen Gestationsdiabetes auslösen können, diese müssen aber nicht zwingend vorliegen. Zu den Risikofaktoren gehört eine erbliche Vorbelastung mit Diabetes mellitus, ein Alter über 30 Jahren sowie Übergewicht.

Diabetes und Übergewicht

Übergewicht ist nicht nur ein Risikofaktor, um überhaupt an Diabetes zu erkranken, sondern aufgrund des Übergewichtes besteht zusätzlich ein hohes Risiko eine Fettstoffwechselstörung zu erleiden. Auch andere diabetische Spätschäden sind auf das Übergewicht zurückzuführen.

Die Spätfolgen des Diabetes sind fatal. Hierzu gehören Herzinfarkte (häufigste Todesursache), Schlaganfälle, Erblindungen (Retinopathie), Nierenerkrankungen sowie Bein- und Fußamputationen. Etwa ein Drittel aller Dialyse-Patienten sind Diabetiker.

Durch eine Gewichtsreduktion wird in jedem Fall weniger Insulin benötigt. Bei Typ 2 Diabetikern kann eine medikamentöse Insulin-Therapie sogar überflüssig werden. Eine regelmäßige ärztliche Überwachung und eine angepasste Ernährung ist dennoch notwendig, denn die Diabetes-Erkrankung ist nicht geheilt.

Schieflagen beim Stoffwechsel sollten frühzeitig erkannt und therapiert werden.

Ernährung bei Typ 1 Diabetes

Generell kann unabhängig davon ob Typ 1 oder 2 Diabetes vorliegt, eine vollwertige ausgewogene Mischkost konsumiert werden. Eine umfassende Diabetiker-Schulung bezüglich der Ernährung ist ein wichtiger Schritt in der Therapie. Dazu gehört auch eine Information über die Zusammensetzung der Lebensmittel.

Während früher Diabetiker des Typs 1 streng ihre Broteinheiten (BE) zählen mussten und keine zuckerhaltigen Lebensmittel zu sich nehmen durften, hat sich heute das Wissen um eine intensivierte Diabetes-Therapie verbreitet. Diese Therapie bedeutet, es wird mehrfach am Tag Insulin gespritzt, am Abend wird ein Verzögerungsinsulin eingesetzt. Die Vorteile liegen auf der Hand: Während man früher eine bestimmte Menge Essen zu sich nehmen musste, kann man heute entsprechend dem Appetit die Nahrungsmenge anpassen. Man kann ohne weiteres Mal mehr oder weniger essen. Der Zeitpunkt der Insulingabe und die Dosis werden individuell der gewünschten Nahrungsmenge angepasst. Somit kann langfristig eine gute Stoffwechsellage erzielt werden, welche den Bedürfnissen eines Patienten gerecht wird. Der Nachteil liegt allerdings darin, es muss öfter am Tag gemessen und gespritzt werden. Darüber hinaus ist eine Einsichtsfähigkeit und Mitarbeit des Patienten erforderlich.

Spezielle Diabetiker Lebensmittel

Spezielle Diabetiker Lebensmittel bringen gegenüber den gewöhnlichen Lebensmitteln keinen Vorteil. Nachteilig ist meist sogar der höhere Fettanteil – und damit einhergehend die höhere Energiedichte von speziellen Diabetiker-Produkten. Hinzu kommt der höhere Preis für Diabetiker-Produkte.

Nach aktuellen wissenschaftlichen Erkenntnissen werden spezielle diätische Lebensmittel von nationalen und internationalen Fachgesellschaften nicht mehr als empfehlenswert erachtet. Sinnvoller erscheint eine Nährwertkennzeichnung auf den Lebensmittelverpackungen.

Diabetiker benötigen einen Ernährungsplan, welcher auf die Medikation Rücksicht nimmt, auf das Körpergewicht und den Lebensstil. Der Plan hat sich also nach dem Energiebedarf des Patienten zu richten. Eine Reduktion des Körpergewichtes sollte im Idealfall, besonders bei Typ 2 Diabetes, angestrebt werden. Zumindest sollte keine weitere Gewichtszunahme erfolgen.

Allgemeine Empfehlungen

Gegenwärtig werden folgende allgemeine Empfehlungen ausgegeben:

1. Nach Nährstoffen:

Patienten ohne bisherige Nierenerkrankungen dürfen 10-20% der täglichen Energie durch Proteine (= Eiweiß) aufnehmen. Typ 1 Diabetiker mit einer manifesten Nierenerkrankung sollten ihre Eiweißaufnahme auf ein Minimum einschränken, d.h. pro Tag 0,8g pro kg Normal-Körpergewicht. Der Fettgehalt der Nahrung sollte 35% der Energie nicht überschreiten. Gesättigte und trans-ungesättigte Fettsäuren sollten unter 10% liegen und so auch mehrfach ungesättigte Fettsäuren. Trans-Fettsäuren sind Fettsäuren mit einer Kohlenstoff-Doppelbindung in der trans-Konfiguration. Sie entstehen durch industrielle Fetthärtung, aber auch durch Erhitzen wie Braten oder Frittieren.

Die tägliche Aufnahme von Cholesterin sollte 300 mg nicht überschreiten.

Der Gesamtanteil der Energie an Kohlenhydraten darf zwischen 45 und 60% liegen. Pro Tag sollen ca. 40 g Ballaststoffe aufgenommen werden oder allgemein formuliert, 20 g pro 1000 kcal pro Tag.

Zucker darf auch gegessen werden, allerdings ist ein maßvoller Umgang geboten. Gegen eine

Aufnahme von ca. 50 g pro Tag ist nichts einzuwenden. Der Zuckeranteil sollte aber 10% der Gesamtenergie nicht übersteigen. Der Austausch von Zucker durch Stevia kann bei Diabetes Patienten Wunder bewirken.

2. Nach Lebensmitteln

Zu bevorzugen sind ballaststoffhaltige und vitaminreiche Lebensmittel. Hierzu gehören Lebensmittel wie z.B. Obst, Gemüse, Hülsenfrüchte, Salate und Vollkornprodukte.

Pro Woche können 2-3 Portionen Fisch konsumiert werden, fetter Fisch ist besser, da er die positiven Omega-3-Fettsäuren enthält.

Einschränkungen im Konsum von fetter Wurst, fettem Käse, Schokolade, Kuchen oder Gebäck sollten eingehalten werden.

Es sollten zum Kochen Öl verwendet werden, welches einen hohen Gehalt an einfach ungesättigten Fettsäuren aufweist, sparsam sollte umgegangen werden mit festen tierischen Fetten. Einfach ungesättigte Fettsäuren sind in pflanzlichen Ölen wie Oliven- oder Rapsöl sowie in Fisch und Nüssen enthalten. Das Multitalent unter den Omega-Fettsäuren ist die Alpha-Linolensäure – sie senkt die Blutfettwerte und wirkt günstig auf Gerinnung, Entzündungsprozesse sowie Blutdruck. Die Alpha-Linolensäure kommt vor allem in Raps-, Lein- und Sojaöl vor, aber auch in Oliven- und

Sonnenblumenöl sowie in fettreichen Kaltwasserfischen wie Lachs, Makrele und Hering.

Des Weiteren sollte maßvoll mit Kochsalz und Alkohol umgegangen werden.

Zum Alkohol sei angemerkt, besondere Vorsicht ist nach dem Sport oder sonstiger körperlicher Aktivität geboten: es droht die Gefahr einer Unterzuckerung. Denn Alkohol reduziert die Glukoneogenese (s. oben) in der Leber. Allgemein können pro Tag Frauen 10 g und Männer bis zu 20 g Alkohol aufnehmen. 20 g Alkohol sind enthalten in 0,5 l Bier oder in 2 Gläsern Wein je 0,1l.

Aufgrund des hohen Zuckergehaltes sollte auf Liköre oder süße Weine verzichtet werden, da sie den Blutzuckerspiegel schnell erhöhen.

Alkoholfreie Biere sind nicht empfehlenswert, da sie einen hohen Maltose Anteil aufweisen. Diätbier ist ebenso wenig empfehlenswert, da hier zwar der Maltose Anteil geringer ist, aber der Alkoholgehalt normal ist, hier kann es zu einer Unterzuckerung durch Hemmung der Glukoneogenese kommen.

Lebensmittel mit blutzuckersenkender Wirkung

Insgesamt sind in der Welt mehr als 100 Wirkstoffe bekannt, die helfen können den Blutzucker auf natürliche Weise zu senken. Hilfreich sind sie nur für Typ 2 Diabetiker, da Insulin noch gebildet werden kann. Generelle Mechanismen sind die Anregung der Insulinbildung, Verstärkung der Wirkung (oder beides) und die Wirkstoffe sorgen für einen verzögerten Übergang der Kohlenhydrate aus dem Darm in das Blut, weshalb der Zuckerspiegel langsamer steigt. Im Folgenden wird eine Auswahl an Lebensmitteln mit günstigen Eigenschaften auf den Blutzuckerwert beschrieben. Mit diesen Lebensmitteln können Sie Ihre Diabetes in den Griff bekommen.

Aloe Vera

Aloe Vera beeinflusst die Insulinsensitvität und trägt so zu einem niedrigen Blutzuckerspiegel bei.

Äpfel

Das in den Äpfeln enthaltene Pektin verzögert die Aufnahme von Zucker aus Lebensmitteln im Blut. Pektin schützt auch Darm und Blutgefäße. Daneben enthalten Äpfel viel Vitamin C, Flavone, Carotin, Vitamin B, Kalium, Kalzium, Phosphor, Eisen und Natrium. Die genannten Stoffe liegen direkt unter der Schale, daher ist es wichtig, die Äpfel mit der Schale zu essen. Es lohnt sich unter Umständen Bio-Äpfel zu kaufen, die man bedenkenlos mit Schale essen kann.

Avocado

Die Avocado enthält zwar bis zu 30% Fett, aber ca. drei Viertel der Fette bestehen aus doppelt ungesättigten Fettsäuren. Die Avocado enthält viele Vitamine und Mineralien, vor allem die Vitamine A, C und E und die Mineralien Kalium, Kalzium, Kupfer, Eisen und Phosphor. Daneben enthält sie viele B-Vitamine, besonders Folsäure und Pantothensäure. Sie steigert die Insulinempfindlichkeit und senkt die Insulinresistenz.

Bananen

Bananen enthalten 10 verschiedene Vitamine und 18 verschiedene Mineralstoffe. Im vollreifen Zustand enthalten sie viel Fruchtzucker und Traubenzucker. Wenn sie noch leicht grün sind ist statt des Zuckers der Stärke-Anteil höher und für Diabetiker besser. Sowohl der Blutzucker- als auch der Insulinanstieg sinkt nach dem Verzehr von Bananen ab.

Bittermelone

Die in Indien vorkommende Pflanze enthält Wirkstoffe wie Charantin und Momordin sowie viele Vitamine und Mineralstoffe. Die Wirkstoffe Charantin und Momordin wirken ähnlich wie Insulin und senken damit den Blutzucker. Momordin verzögert im Darm die Aufnahme von Kohlenhydraten und trägt dazu bei, den Anstieg des Blutzuckers nach der Nahrungsaufnahme zu verlangsamen.

Bockshornklee

Bockshornklee enthält die Vitamine A, B1-B3 und C, darüber hinaus Eisen und Phosphor, Saponine, Schleim- und Bitterstoffe. Er lässt die Blutzuckerkonzentration sinken ohne dabei die Insulinkonzentration zu erhöhen.

Brennnessel

Ein Tee aus dieser Pflanze regt die Insulinbildung an und verzögert den Anstieg des Blutzuckers nach einer Mahlzeit.

Grapefruit

In Zitrusfrüchten, besonders aber in der Grapefruit, wurde ein Bitterstoff entdeckt – Naringin. Dieser Bitterstoff verbessert die Insulinempfindlichkeit und senkt Blutfettwerte ab. Naringin wirkt ähnlich wie handelsübliche Lipidsenker (Fettsenker) und Blutzucker senkende Medikamente.

Kaktusfeige

Bei dieser Pflanze können sowohl die Früchte als auch die Blattsprossen verzehrt werden, auch ein Pulver ist auf dem Markt erhältlich. Die Kaktusfeige lässt nach einer Mahlzeit den Blutzuckerspiegel langsamer ansteigen und verbessert die Insulinwirkung. Die Pflanze wirkt blutverdünnend und sollte daher von Patienten vermieden werden, die schon blutverdünnende Medikamente einnehmen. Der Cholesterinspiegel wird positiv beeinflusst.

Kirschen

Kirschen enthalten viele Antioxidantien und sind reich an Ballaststoffen. Gleichzeitig haben sie wenige Kalorien und regen zur Insulinproduktion im Körper an, daher verringern sie das Risiko an Diabetes zu erkranken.

Kletterrebe

Diese Pflanze stammt aus dem südindischen Urwald. Sie verstärkt die Insulinwirkung und bremst den Anstieg des Blutzuckergehaltes nach dem Essen. Bereits 400 mg täglich senken den Nüchternblutzuckergehalt und den Blutzuckerlangzeitwert, der über den HbA1C-Wert (Eigenschaft der roten Blutkörperchen) gemessen wird.

Knoblauch

Roher Knoblauch hilft den Blutzuckerspiegel zu senken. Die Produktion von Insulin wird angeregt und erhöht nebenbei die Insulin-Empfindlichkeit. Knoblauch hat daneben auch antioxidative Eigenschaften.

Leinsamen

Leinsamen ist ein wichtiger Bestandteil in der Diabetes Therapie. Leinsamen senkt den Cholesterinspiegel und senkt den Blutdruck. Er enthält wenig Kohlenhydrate, dafür viele Mineralien, Omega-3-Fettsäuren und reichlich natürliche sekundäre Pflanzenstoffe.

Nüsse

Nüsse enthalten gute Fette und wertvolle Proteine. Sie setzen lang anhaltende Energie im Organismus frei. Durch den täglichen Verzehr einer Hand voll Nüsse kann die Insulinresistenz verhindert werden. Das Risiko an einem Typ 2 Diabetes zu erkranken kann um 20% sinken. Besonders geeignet sind Erdnüsse und Walnüsse aber auch Macadamia Nüsse sind besonders wertvoll.

Stevia

Stevien enthalten kein Fett, keine Kalorien und sind süßer als Zucker. Sie enthalten keine Kohlenhydrate und keine chemischen Zusatzstoffe, die man sonst in künstlichen Süßstoffen finden kann.

Es gibt mehr als 100 phytochemische Stoffe in Stevien, welche ebenso reich an Terpen und Flavon sind. Eine von acht pflanzlichen Chemikalien in Stevien wird Steviosid genannt. Dies begründet die extreme Süße der Stevien. Die lange Liste der in Stevien enthaltenen phytochemischen Stoffe liest sich wie ein Lexikon, jedoch sind die Bekanntesten Kämpferol, Luteolin, Quercetin und Kaffeesäure.

Das in Stevien enthaltene Quercetin dient als Antioxidans, wirkt entzündungshemmend und als Antihistaminikum. Quercetin kann krebsvorbeugend wirken. Es ist ebenso bei der Linderung von Asthma und Allergien hilfreich und reduziert Schmerzen der Arthritis. Außerdem kann Quercetin Erschöpfungszustände, Depressionen und Angstzustände bekämpfen.

Das in Stevien enthaltene Kämpferol dient als starkes Antioxidans. Im menschlichen Körper kämpfen Antioxidantien gegen Schädigungen durch freie Radikale, die wiederum zu Krebs und Herzinfarkt führen können. Zusammen mit anderen Antioxidantien in Stevien kann Kämpferol helfen, Schädigungen durch freie Radikale zu verhindern.

Stevien sind ideal für Diabetiker und Patienten, die an Unterzuckerung leiden. Wissenschaftler haben Studien bezüglich der Auswirkungen von Stevien auf unsere Gesundheit über einen gewissen Zeitraum durchgeführt. Die Forschungen ergaben vielversprechende Ergebnisse auf folgenden Gebieten. Stevien können helfen, den Blutdruck zu normalisieren sowie die Funktion des Herzens zu regulieren. Tests am Menschen haben ergeben, dass eine Mischung aus heißem Wasser und dem Extrakt der Stevienblätter Bluthochdruck senkt (systolisch und diastolisch).

Stevien haben noch andere Vorzüge auf dem Gebiet der antibakteriellen, antiviralen und antimikrobiellen Eigenschaften gezeigt. Sie hindern Streptokokken daran, Zahnbelag zu produzieren. Auch sind Stevien bei der Vorbeugung von Hautkrankheiten hilfreich, welche durch unzureichende Durchblutung verursacht werden. Wiederum andere Studien ergaben, dass Stevien bei der Vorbeugung von Infektionen wirksam sind.

Wie wird Stevia verwendet?

Verwenden Sie Stevien anstelle von Zucker oder anderen künstlichen Süßungsmitteln in Ihrem Morgenkaffee, Latte Macchiato, Capuccino oder Tee. Auch können Sie Stevien beim Backen und Kochen verwenden, jedoch müssen Sie bedenken, dass Stevien sehr viel süßer sind als Zucker und daher angepasst werden müssen.

Es gibt Stevia in unterschiedlicher Form, als Pulver und in Tropfenform. Denken Sie daran, dass, wenn im Rezept Zucker verlangt wird, Sie es einfach durch Stevien in sämtlichen Formen ersetzen können. Sie werden den Geschmack lieben und von den Vorteilen bezüglich Ihrer Gesundheit profitieren.

Verwenden Sie Stevien ganz nach Ihrem Geschmack (denken Sie aber daran, dass bereits ein Tropfen enorm viel süße enthält). Geben Sie nur ein - zwei Tropfen in Ihren Tee, wenn Sie normalerweise einen Teelöffel Zucker verwenden. Passen Sie die Menge beim Backen an die Vorgaben an. Wenn Sie ein wenig mit dem Stevia rumprobieren werden sie schnell herausfinden wie viel man benutzen sollte um den herkömmlichen Zucker zu ersetzen.

Dieses Süßkraut ist besonders Typ 2 Diabetikern zu empfehlen, da es die Insulinsekretion anregt und damit den Blutzuckerspiegel absenkt.

Süßkartoffeln

Süßkartoffeln senken nicht nur den Blutzucker, sondern sie sind für die allgemeine Gesundheit bedeutsam. Sie enthalten u.a. Beta-Carotin und Ballaststoffe. Sie steigern die Insulin-Empfindlichkeit und stabilisieren den Blutzuckerspiegel.

Zimt

Zimt enthält viel Magnesium und viele Ballaststoffe, außerdem den Wirkstoff Polyphenol, welcher im Körper ähnlich wie Insulin reagiert. Aus Studien ging hervor, bereits ein Teelöffel Zimt täglich reduziert den Blutzuckerspiegel um bis zu 29%. Die Wirkung kann bis zu 3 Wochen anhalten. Auch der Cholesterinwert wird günstig beeinflusst.

Zitronen

Zitronen eignen sich besonders zur Regulierung des Blutzuckerspiegels. Die Säure in der Frucht reguliert den glykämischen Index, daneben enthält die Zitrone viel Vitamin C und Rutin.

Zwiebeln

In den Zwiebeln sind Wirkstoffe wie Schwefel und Flavonoide aktiv wirksam bei der Senkung des Blutzuckerspiegels.

Grüntee und Kakao

Grüntee und Kakao (Bitterschokolade) sind ebenfalls Lebensmittel, welche eine Insulinwirkung verstärken.

Orthomolekulare Therapie

Diabetiker haben eine veränderte Stoffwechsellage und benötigen daher mehr Vitamine und Mineralstoffe sowie Spurenelemente und sekundäre Pflanzenstoffe. Ebenso ist der Bedarf an ungesättigten Fettsäuren höher.

Durch hoch dosierte Gaben kann ein Mangel durch einerseits unzureichende Zufuhr aus der Nahrung und andererseits durch einen höheren Verbrauch ausgeglichen werden.

Wichtige Mineralstoffe, die den Blutzuckergehalt regulieren sind Magnesium, Chrom und Zink. Sie schützen vor Erkrankungen des Herz-Kreislaufsystems.

Zink und Chrom

Zink spielt eine Rolle bei der Blutbildung, der Stärkung des Immunsystems und nimmt bei Diabetikern eine besonders wichtige Stellung bezüglich der Wundheilung ein. Diese ist bei Diabetikern oft ein Problem. In der Nahrung ist Zink enthalten in Milch und Milchprodukten, Eiern und Fleisch.

Chrom ist beteiligt an der Blutzuckerregulation und erhöht die Insulinwirkung. In organisch gebundener Form wird Chrom vom Körper gut aufgenommen. Es ist in der Nahrung vorhanden in Tomaten, Kopfsalat, Pilzen, Haferflocken, Bierhefe, Linsen, Eiern und Fleisch.

Magnesium

Magnesium erhöht die Wirksamkeit von Insulin, es beeinflusst positiv Entzündungsprozesse, Herz-Rhythmus-Störungen und Bluthochdruck sowie Thrombosen – mit diesen Problemen werden Diabetiker häufig konfrontiert.

In der Nahrung ist Magnesium enthalten in Fleisch, Fisch, Vollkornprodukten, Nüssen, Samen und Hülsenfrüchten und nahezu in allen grünen Gemüsesorten. Milch und Milchprodukte enthalten wenig Magnesium, dieses ist jedoch für den menschlichen Körper gut verfügbar. Magnesium kann auch über das Trinken von Mineralwasser aufgenommen werden. Das Wasser sollte mindestens 100 mg pro Liter aufweisen.

Vitamine

Die Kapillaren (kleinste Blutgefäße im Körper) werden durch Vitamin C gestärkt. Die Vitamine C und E bieten einen Schutz vor freien Radikalen. Die freien Radikale haben schädigenden Charakter und kommen bei hohen Blutzuckerwerten häufiger vor.

Die Vitamine E und Niacin (Vitamin B 3) erhöhen die Insulinwirkung. Die übrigen B-Vitamine helfen Nervenschädigungen zu vermeiden.

Daher sollte eine ausreichende Vitamin-Versorgung sicher gestellt werden, um Folgeerkrankungen vorzubeugen.

Sekundäre Pflanzenstoffe

Als Vertreter eines Lebensmittels mit sekundären Pflanzenstoffen, welche die Insulinwirkung verstärken, sei Zimt genannt.

Omega-3-Fettsäuren

Omega-3-Fettsäuren sorgen für positive Blutfettwerte, sie tragen zu einer Normalisierung des Blutdrucks bei, sie fördern die Durchblutung und unterstützen dadurch Heilungsprozesse bei Entzündungen. Sie wirken sich günstig auf Hautprobleme wie trockene Haut oder Ekzeme aus.

In der Nahrung befinden sich Omega-3-Fettsäuren in Fischen wie Hering, Lachs oder Makrele. Es sollten wöchentlich 2-3 Portionen Fisch gegessen werden.

Wenn eine Versorgung entsprechender Mineralien, Spurenelemente und Vitamine nicht über die Ernährung ausreichend gedeckt werden kann, sollte überlegt werden, diese Substanzen über Nahrungsergänzungsmittel (Präparate aus der Apotheke etc.) dem Körper zuzuführen. Die Wichtigkeit dieser Substanzen gehen aus immer mehr Studien hervor und verringern das Risiko an Folgeerkrankungen der Diabetes zu erkranken.

Heilung von Diabetes über Ernährung

Die Universität in Newcastle hat eine interessante Studie veröffentlicht. Da Übergewicht als ein Hauptrisikofaktor für die Erkrankung an Diabetes Typ 2 gilt, wurden Probanden, die an einer neu erworbenen Diabetes litten 8 Wochen lang mit den im Buch beschriebenen Lebensmitteln auf eine Diät gesetzt, die nur 600 kcal enthielt. Die Fettwerte haben sich unter der Diät wieder normalisiert. Die Insulin-Produktion stieg wieder an. Nach Ablauf von 3 Monaten waren von 11 Probanden 7 wieder gesund.

Wenn Sie sich an diese Lebensmittel halten und einen Reduzierung Ihrer Kalorienaufnahme umsetzen so wird der Hauptrisikofaktor Übergewicht ausgeschaltet. In diesen Fällen kann Ihr Körper die Selbstheilungsprozesse in Gang setzen und Ihr Diabetes wird sich im Laufe der Zeit immer weiter verbessern bis zur kompletten Gesundung.

Heilung von Diabetes über Sport und Kohlenhydratarmes Essen

Man weiß schon seit längerem, Sport erhöht die Insulinsensitivität. Relativ neu dagegen ist die Erkenntnis, die an der Universität in Michigan gewonnen wurde, wenn nach dem Sport eine Kohlenhydratarme Mahlzeit eingenommen wird, steigt die Insulinempfindlichkeit an. Dies bedeutet, ein Diabetiker, der Sport treibt und seine Mahlzeit entsprechend plant, kann die Insulinmenge reduzieren.

Aus der Studie ging hervor, eine kalorienarme Ernährung ist nicht besser bezüglich der Insulinsensitivität.

Ebenso zeigte sich, die positiven Trainingseffekte wie Insulinsensitivität und niedriger Blutdruck nehmen stündlich ab. Daraus folgt, es reicht nicht am Wochenende sich zu verausgaben, man muss auch unter der Woche Zeit für den Sport finden.

Ideal ist es jeden zweiten Tag eine Ausdauersportart über 30 Minuten zu betrieben. In diesem Fall kann der Körper seine Selbstheilungsprozesse in Gang setzen und auch in diesem Fall kann Ihre Diabetes sich über die Zeit immer weiter verbessern bis zur kompletten Gesundung.

Heilung bei beginnender Diabetes durch eine Haferdiät

In der Diabetes-Therapie ist die Heilkraft des Hafers schon sehr lange bekannt. Erwähnt wird sie seit der Antike und auch in der Traditionellen Chinesischen Medizin hat sie seit Jahrtausenden ihren festen Platz. Sie ist in Vergessenheit geraten, obwohl vor wenigen Jahren eine Studie an der Universität in Heidelberg belegen konnte, eine Haferkur über 2 Tage führte zu einer Halbierung der Insulindosis.

Der Wirkmechanismus ist nicht ganz geklärt. Man geht davon aus, die Fasern des Hafers werden nicht verdaut, aber sie nehmen Stoffe im Darm auf, vermutlich Gallensäuren, die dann ausgeschieden werden. Nebenbei reduziert Hafer im Blut Entzündungsmediatoren (Substanzen, die eine Entzündung hervorrufen oder unterhalten).

So wichtig Insulin für die Versorgung der Körperzellen mit Energie ist, hat sie dennoch einen negativen Effekt: Insulin ruft ein Hungergefühl hervor. Das ist mit einer der Gründe, warum Diabetes Patienten übergewichtig werden. Daraus kann man schlussfolgern, ist die notwendige Insulinzufuhr über Medikamente geringer, nehmen Diabetes Patienten leichter ab.

Interessant ist die Haferkur vor allem für die Patienten, die an einer Vorstufe zur Diabetes erkrankt sind. Wenn diese Menschen sich an 1-2 Tagen pro Monat ausschließlich von Hafer, Wasser und Tee ernähren, verfügen sie für etwa 4 Wochen über einen deutlich besseren Stoffwechsel.

Ein Rezept für diese Diät könnte z.B. wie folgt aussehen: morgens Hafer 10 Minuten in Wasser kochen, angereichert mit Mandeln und Zimt kann dies durchaus schmackhaft sein. Mittags und abends wird der Hafer in Gemüsebrühe gekocht und mit Schnittlauch abgerundet.

Generell kann empfohlen werden sich morgens von Müsli zu ernähren und abends die Kohlenhydratzufuhr so niedrig wie möglich zu halten. Damit gibt man dem Körper Gelegenheit seinen Insulin-Haushalt zu regenerieren.

Vor dem Durchführen einer Haferkur sollte ein Diabetes Patient mit seinem Arzt sprechen, denn der Diabetiker läuft bei unvorsichtiger Anwendung Gefahr eine Unterzuckerung auszulösen.

Verbesserung der Diabetes-Erkrankung durch eine Glykämische Diät

Bisher ging man davon aus, ein Diabetiker darf eine bestimmte Menge Kohlenhydrate zu sich nehmen und muss dafür eine bestimmte Menge Insulin bekommen. Die Kohlenhydratmenge wird in Broteinheiten (BE) angegeben, wobei 1 BE 12 g Kohlenhydraten entspricht. Dieser Wert bezeichnet die Menge an Kohlenhydraten in einem Nahrungsmittel, z.B. eine Scheibe Brot (50 g) entspricht 2 BE.
Eine weitere Berechnungsart der Kohlenhydrate sind die KE (= Kohlenhydrateinheiten). 10 g Kohlenhydrate entsprechen 1KE.

Es ist keinesfalls erforderlich den Gehalt an Kohlenhydraten der Lebensmittel Gramm genau zu bestimmen. Lebensmittel weisen in ihrer Zusammensetzung Schwankungen auf. Daher kann niemand genau wissen, ob die Menge der gegessenen Kohlenhydrate tatsächlich in das Blut übergeht, genau so wenig weiß man, welche Menge des zugeführten Insulins biologisch wirksam wird.

Darüber hinaus gibt es Lebensmittel, die zu einem schnellen Blutzucker Anstieg führen und solche, die ihre Kohlenhydrate langsam an das Blut abgeben. Diesem Sachverhalt trägt der glykämische Index Rechnung.

Der glykämische Index (GI) ist definiert als ein ungefähres Maß des Blutzuckeranstiegs und des Blutzuckerverlaufes nach Aufnahme von 50 g

Kohlenhydrate in einem Testlebensmittel. Der Referenzwert wird gebildet, indem der Blutzuckeranstieg und Blutzuckerverlauf auf 50 g Glukose bezogen wird. Die getesteten Lebensmittel werden auf die Referenzgröße bezogen, die bei Glukose als 100 definiert ist.

Eine vor wenigen Jahren durchgeführte Studie zeigte, ein Typ 2 Diabetiker kann seinen Blutzuckerwert besser unter Kontrolle halten, wenn er eine faserreiche Diät zu sich nimmt, z.B. Lebensmittel wie Nüsse und Bohnen statt der allgemein empfohlenen Vollkornprodukte. Nüsse und Bohnen verfügen über einen niedrigen glykämischen Index, was bedeutet, der Blutzuckerspiegel steigt nur gering an.

Bei dieser Studie wurden die Teilnehmer in 2 Gruppen eingeteilt. Eine Gruppe ernährte sich über 6 Monate mit Lebensmitteln, die einen niedrigen glykämischen Index aufwiesen. Die 2. Gruppe ernährte sich nach den allgemeinen Richtlinien für Diabetiker (Vollkornprodukte u.a.). Beide Gruppen ernährten sich fettarm, vor allem kaum Transfettsäuren. Weißmehlprodukte sollten die Teilnehmer meiden und auf den Verzehr von täglich 5 Portionen Gemüse und 3 Portionen Obst achten. Im Ergebnis zeigten die Teilnehmer der glykämisch ausgerichteten Diät eine Erhöhung des HDL-Anteils um durchschnittlich 1,7 mg pro dl Blut, während die Vergleichsgruppe einen leichten Rückgang der HDL-Werte aufwies.

HDL = "High-Density-Lipoproteins"

Ein niedriger HDL-Wert kommt oft im Zusammenhang mit dem so genannten metabolischen Syndrom vor, einer Erkrankung, die mehrere Stoffwechselvorgänge im Körper betrifft. Patienten leiden dabei zusätzlich unter einer Fettstoffwechselstörung mit erhöhtem Cholesterin (Hyperlipidämie / Hypercholesterinämie), einem erhöhten Blutzucker (Diabetes) und Bluthochdruck (Hypertonie). Nicht alle diese Symptome müssen gemeinsam auftreten, in Kombination mit erniedrigtem HDL steigern sie das Risiko für Herzkrankheiten jedoch rapide. Das metabolische Syndrom ist in den westlichen Industrienationen rasant auf dem Vormarsch.

Verantwortlich für die niedrigen HDL-Werte ist vor allem eine Fehlernährung mit zu viel Fett - und dem falschen Fett. Eine ebenso wichtige Ursache ist Bewegungsmangel. HDL lässt sich durch eine Umstellung der Ernährung und regelmäßige körperliche Betätigung deutlich steigern. Grundsätzlich sollte man den Anteil tierischer Fette möglichst reduzieren, dafür einfach und mehrfach ungesättigte Fette, wie sie in Maiskeim-, Sonnenblumen-, Distel-, Raps-, Weizenkeim- und Olivenöl reichlich vorhanden sind, erhöhen. Auch Fischöle sind vergleichsweise gesünder.

Allein durch die Ernährungsumstellung lässt sich HDL um bis zu 15 Prozent steigern. Durch sportliche Aktivität kommen noch einige weitere Prozent dazu. Das hört sich zunächst nicht nach besonders viel an, ist aber doch ausgesprochen effektiv, denn: Eine Steigerung des HDL um ein Prozent verringert das Risiko einer koronaren

Herzkrankheit bei Männern um zwei, bei Frauen gar um drei Prozent. Berücksichtigt man zudem, dass der Anteil des schädlichen LDL am Gesamtcholesterin abnimmt, während schützendes HDL ansteigt, ergibt dies in Summe eine sehr deutliche Reduktion der Gefahr für das Herz und verbessert den Zustand Ihrer Diabetes erkrankung enorm.

Die Schwierigkeiten der Umsetzung einer glykämischen Diät liegen darin, dass es mittlerweile Tabellen zum Ablesen des glykämischen Indexes gibt. Je nach Zubereitungsart und Zusammenstellung der Mahlzeit verändert sich dieser. Es bestehen Unterschiede bei den Testpersonen, z.B. ob jemand Diabetiker oder gesund ist, daneben gibt es eine Tag-zu-Tag-Variabilität und der bereits oben erwähnte Referenzwert zur Bestimmung des Glykämischen Indexes ist nicht standardisiert. So gibt es auch Referenzwerte, die sich auf 50 g Weißbrot beziehen.

Trotz aller Vorbehalte ist es sinnvoll in der Diabetes Diät Kohlenhydrate mit einem niedrigen glykämischen Index einzusetzen aufgrund ihrer positiven Effekte. Sie haben einen hohen Sättigungswert und sorgen für einen gleichmäßigen Blutzuckerverlauf. Die Diät ausschließlich mit Lebensmitteln, die einen niedrigen glykämischen Index besitzen, könnten zu einer einseitigen Diät führen und es gibt Lebensmittel wie z.B. Schokolade, die einen niedrigen glykämischen Index aufweisen, aber gerade Schokolade enthält viele ungünstige gesättigte Fettsäuren. Daher fällt Schokolade für eine geeignete Diabetiker Diät aus.

Bei Gesunden wie auch bei Diabetikern haben Getreideprodukte aus Vollkorn und Obst, Gemüse, einschließlich Hülsenfrüchte einen hohen Stellenwert bezüglich der Ernährung. Man sollte versuchen in Lebensmittelgruppen gedacht, die Lebensmittel auszuwählen, die einen niedrigeren glykämischen Index aufweisen, z.B. Weißbrot durch Vollkornbrot ersetzen.

Nebenbei ist es für den Diabetiker günstiger nur 3 Mahlzeiten täglich zu sich zu nehmen, während man früher die Ansicht vertrat 5-6 Mahlzeiten würden für einen gleichmäßigen Blutzuckerspiegel sorgen.

Essentielle Aminosäuren und Insulinresistenz

Wenn Körperzellen gar nicht oder nur gering auf Insulin reagieren, spricht man von einer Insulinresistenz – eine Hauptursache für den Diabetes Typ 2. Die Ursache für die Insulinresistenz war lange unklar. Eine Studie hat Licht in diesen Mechanismus gebracht und kann helfen Diabetes vorzubeugen. So wurde festgestellt, übergewichtige Personen speichern erheblich mehr Aminosäuren mit verzweigten Ketten (BCAA = Branched-chain Amino Acids) als schlanke Personen. Diese Aminosäuren begünstigen zusammen mit stark fetthaltiger Nahrung eine Insulinresistenz.

Grundsätzlich müssen diese Aminosäuren dem Körper zugeführt werden, denn es handelt sich um sogenannte essentielle Aminosäuren. Die essentiellen Aminosäuren kann der Körper nicht selbst herstellen, sie müssen über die Nahrung zugeführt werden.

Es geht speziell um die Aminosäuren Leucin, Isoleucin und Valin. Diese nehmen eine wichtige Rolle im menschlichen Organismus ein, z.B. bei der Produktion verschiedener Hormone (u.a. Insulin und Schilddrüsenhormone). Der positive Effekt dieser Aminosäuren kippt genau dann, wenn mehr Kalorien aufgenommen werden als der Körper benötigt. Der Körper lagert dann die BCAAs als Fette ein. Wer also eine Protein- und fettreiche Ernährung einhält, sollte auf jeden Fall ein Auge auf die Gesamtkalorien haben.

Schlussbemerkung

Bei Diabetes nimmt die Ernährung einen wichtigen Platz in der Therapie ein. Typ 1 Diabetiker sind im Gegensatz zu Typ 2 Diabetikern aufgrund des vollständigen Fehlens von Insulin etwas eingeschränkt in ihren Möglichkeiten über die Ernährung ihre Situation entscheidend zu verbessern. Für sie hat die intensivierte Diabetikertherapie eine Verbesserung ihrer Lebensqualität gebracht.

Typ 2 Diabetiker können mit der Ernährung ihre Lebenssituation entscheidend verbessern, wenn sie ihr Übergewicht reduzieren, sich an den allgemeinen Empfehlungen zur Ernährung orientieren und diese mit den Erkenntnissen der glykämischen Diät kombinieren. Auch sportliche Betätigung in Kombination mit einer kohlenhydratarmen Ernährung verbessert ihre Situation erheblich.

Für Menschen, die an einer Vorstufe zu Diabetes Typ 2 leiden, stehen die Chancen sehr gut mit Eigeninitiative und nur geringen Einschränkungen ein Leben lang ohne Insulinsubstitution auszukommen.

Selbst Typ2 Diabetiker können es schaffen aus der Insulinsubstitution herauszufinden wenn Sie denn alle hier im Buch vorgeschlagenen Methoden konsequent anwenden. Es gibt immer wieder Fälle wo es Typ2 Diabetiker schaffen ihren Gesundheitszustand so enorm zu verbessern, dass eine Substitution der Vergangenheit angehört.

Nun wünsche ich Ihnen Viel Erfolg beim Kampf gegen Ihre Diabetes. Im Übrigen finden Sie exzellente Rezeptbücher zum Thema Abnehmen von meiner geschätzten Kollegin „Katharina Morell" im Buchladen. Einfach unter „Rezepte zum Abnehmen und Katharina Morell" suchen und schon erhalten Sie eine Liste von Büchern mit Rezepten und wertvollen Tipps und Informationen zum schnellen und dauerhaften abnehmen von Katharina Morell.

Ihr Dr. Klaus Bertram

www.ingramcontent.com/pod-product-compliance
Lightning Source LLC
Chambersburg PA
CBHW051255170526
45165CB00004B/1720